AF384285

1. Maladies de la voix.

2. Laryngotomie et Laryngectomie.

3. Malformations et déformations faciales.

PAR

A. Castex,

Chargé de Cours de Laryngologie, Rhinologie et Otologie
à la Faculté de Paris.

(EXTRAIT DES COMPTES-RENDUS.)

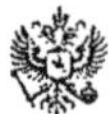

MOSCOU.
Typo-lithographie de la Société I. N. Kouchnerev et C-ie.
Pimenovskaïa, № 18.
1898.

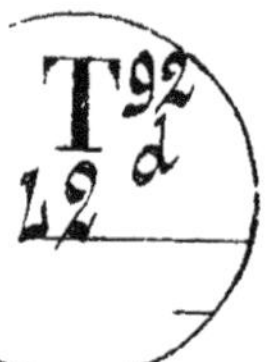

1. Maladies de la voix.

2. Laryngotomie et Laryngectomie.

3. Malformations et déformations faciales.

PAR

A. Castex,

Chargé de Cours de Laryngologie, Rhinologie et Otologie
à la Faculté de Paris.

(EXTRAIT DES COMPTES-RENDUS.)

MOSCOU.
Type-lithographie de la Société I. N. Kouchnerev et C-ie.
Iimenovskaïa, № 18.
1898.

Maladies de la voix.

Introduction.

Mes Collègues en Laryngologie partagent, sans doute, mon idée qu'il existe une question des „Maladies de la Voix". Ne limitant pas leur rôle au maniement du petit miroir, ils se seront trouvés en face des questions multiples et diverses qui se rattachent à cet organe aussi important et délicat qu'est le larynx. Un ouvrage que j'ai écrit, en 1894, sur „l'Hygiène de la Voix" [1]), et qui a eu la bonne fortune d'être traduit en langue russe, m'a été dicté par cet ordre d'idées. Je voudrais, par la communication que voici, pénétrer d'avantage au vif de la question.

Les maladies de la voix ont été abordées déjà par quelques uns de nos Collègues en spécialité: M o u r a - B o u d r o u i l l o u, C a r l M i c h e l, E. F o u r n i e r, S t ö r k[2]), B o t e y, H o l b r o o k C u r t i s[3]).

Pour ma part, je me suis appliqué à les présenter dans leur ensemble d'après les documents que j'ai trouvés dans mes observations et utilisés selon la méthode médicale ordinaire.

Comme l'art de la parole et du chant n'emploient pas jusqu'à présent de termes techniques d'une signification acceptée par tous, le laryngologiste a de la peine pour comprendre les doléances de son client: que deux chanteurs lui parlent, l'un après l'autre, de leurs r e g i s t r e s m é d i u m, passages, ils n'auront peut-être pas eu en vue les mêmes particularités vocales. J'ai cherché à débrouiller cette confusion, résultat de la diversité des écoles, et j'ai pu arranger pour mon usage personnel une technique d'examen spécial qui permet d'aller au diagnostic sans plus d'erreur que les autres méthodes usitées en Médecine.

J'entrevois bien des lacunes, bien des pierres d'attente dans cette étude; je n'ai pourtant pas hésité à l'écrire, l'e x p é r i e n c e é c r i t e étant toujours plus sûre et servant bien à séparer ce qui est acquis de ce qui reste encore à élucider.

On peut dire qu'il y a „maladie de la voix" lorsque l'altération de cette fonction est de beaucoup le symptôme dominant, celui pour lequel le spécialiste est consulté. S'agit-il, au contraire, d'une affec-

---

[1]) Hygiène de la Voix parlée et chantée. Paris 1894. Traduction russe par le Dr. H y s c h (de St.-Pétersbourg) 1896.

[2]) S t ö r k, Sprechen und Singen.

[3]) C u r t i s, Effets des mauvaises méthodes de chant sur les voix. Congrès Pan-Américain. Septembre 1893.

tion véritable du larynx, cancer, tuberculose, etc., ce sont les autres troubles qui importent, douleur, oppression, etc. La question v o i x devient en ces cas négligeable.

Comment ne pas s'intéresser à ces malheureux artistes, frappés au début ou dans le cours de leur carrière. Elles ne sont pas déjà si nombreuses les années qu'ils ont pour réaliser leurs espérances. Si la maladie les atteint ce ne seront plus qu'engagements résiliés; outre que n'étant plus sûrs de leur voix, ils deviendront timides et ne sauront plus mettre en valeur les quelques ressources que leur organe conservait encore. Combien de voix meurent jeunes faute de soins.

C'est surtout le diagnostic d'une maladie vocale qui est embarrassant. Le traitement qui en découle est simple et facile.

Mais, avant d'entreprendre le traitement d'une voix, le spécialiste doit bien s'assurer qu'elle existe réellement. Une personne viendra vous trouver parce qu'elle n'est pas satisfaite de son larynx. Elle subit, plusieurs années durant, chez vous ou chez d'autres, cautérisations, résections d'éperons ou de cornets, électrisations et massages du larynx, saisons aux Eaux. Puis elle viendra se plaindre que toute cette thérapeutique n'y a rien fait. Eh bien! Mais s'il s'agit simplement d'une voix finie par l'âge ou qui même n'a jamais existé! Le cas peut se produire si un professeur n'a pas été consulté, et de la meilleure foi du monde les personnes demanderont au médecin de réparer les moyens vocaux que la nature ne leur a même pas donnés.

Je serais heureux que ces lignes puissent contribuer à donner à tous ceux qui font profession de la parole ou du chant la santé précieuse de cette merveilleuse fonction.

La méthode exige que je mette à part les maladies de la voix parlée et de la voix chantée. Pourtant parleurs et chanteurs doivent s'intéresser aux deux. Celle qui n'est pas de leur usage habituel les concerne aussi. Car parler et chanter ne sont que les deux modalités d'une fonction unique.

1. Maladies de la voix parlée.

Elles sont moins nombreuses que pour la voix chantée, c'est à dire qu'elles sont moins appréciables, le mécanisme de la parole étant moins divers.

D'ailleurs les professionnels ont moins besoin de l'intégrité de leur voix.

Un premier fait ressort de toutes les observations, c'est que la parole fatigue la voix plus que le chant. Les artistes d'opéra-comique, qui ont à dire le poëme, le savent bien. Je viens d'avoir laopreuve très nette de cette nocivité particulière:

Un ténor chantait, depuis son enfance, sans avoir éprouvé jamais le moindre trouble vocal. Des revers de fortune viennent l'obliger à donner des répétitions de littérature. Aussitôt cette voix que le chant n'avait jamais fatiguée est prise de raucité, des nodules se formant sur les cordess, etc.

Il semble presque y avoir incompatibilité entre les deux procédés, le développement de la parole nuisant au chant et vice versâ.

Le fait étant bien établi, reste à en trouver l'explication. Voici celle que je propose: Dans le parler la somme des mouvements dépensés est plus grande que dans le chanter. Le parleur agite rapidement les cordes vocales; le chanteur dit beaucoup moins de mots dans le même laps de temps. Le premier n'utilise que trois ou quatre notes du médium, l'autre les ménage allant tantôt au grave, tantôt à l'aigu.

D'une manière générale les p h o n o p a t h i e s de la parole portent sur la quantité ou la qualité de la voix.

I. A f f a i b l i s s e m e n t   d e   l a   v o i x. — Le professionnel de la parole, prédicateur, avocat, instituteur, artiste dramatique, se plaint que sa voix se voile vite, a perdu l'endurance, ne pouvant plus, comme avant, fonctionner deux ou trois heures. Il a pu se rendre compte qu'elle s'entend moins et paraît détimbrée. Obligé d'aller quand même, il éprouve bientôt une fatigue toute spéciale dans la gorge, le cou, la poitrine et même dans les membres. A la gorge c'est une sensation de chaleur, de gonflement, de contracture (Crampe des orateurs).

Le pis est que cette situation les trouble et leur fait perdre le quart de leurs moyens. B e r r y e r ne s'inquiétait que d'une chose: la voix.

Pour l'examen médical de ces appareils vocaux, vous n'y trouvez rien. Je crois, pour ma part, qu'il s'agit alors d'un affaiblissement, d'un vieillissement, précoce ou non, de la fonction; et ce vieillissement prématuré m'a souvent paru tenu au manque de technique, l'orateur n'ayant pas suivi le précepte d'être „dicendi peritus". Les ecclésiastiques, de tous les parleurs les moins préoccupés par la technique, sont aussi les plus exposés aux altération vocales.

Comme il fallait s'y attendre, les excès vocaux sont une cause parfois évidente de cet affaiblissement dans la phonation.

M-me X. a fait de l'enseignement, durant 25 ans, pendant des quatre heures de suite. La nuit, elle éprouvait des douleurs cuisantes au pharynx et au larynx; elle avait des enroûments et même des aphonies. Tous ces troubles ont disparu, depuis qu'elle n'est plus dans l'enseignement. Or, il y a quelque temps, elle eut à lire à haute voix une lettre de 8 pages, et les troubles d'autrefois reparurent pour trois ou quatre jours.

La pratique habituelle du téléphone est fatiguante pour la voix. „C'est, me disait un de mes clients, comme si je donnais l'u t dièze".

Les diverses altérations pulmonaires font aussi faiblir l'intensité de la voix. Les orateurs s'en gareront le plus possible, si surtout ils pensent, comme je l'ai lu, que: „l'éloquence de nos jours réside surtout dans les poumons".

Gardons-nous bien, suivant le conseil de C a r l   M i c h e l, de traiter directement les cordes vocales; nous les épuiserions encore plus. Agissons sur le larynx sans agir dans sa cavité. Repos complet de la voix, pendant quelques semaines, puis reprise avec ménagements, par exercices courts et rares. Avec ces précautions, une voix, qui faiblit vers la cinquantaine, durera tout autant que la vie de la personne même. Les massages et électrisations extérieures, les stations hydro-minérales seront un adjuvant utile pour cette conservation.

D'autres altérations portent sur la qualité de la voix, sur son timbre. Ce sont:

II. La Raucité vocale.—J'ai déjà étudié ce trouble dans deux communications antérieures [1].

Chez des sujets jeunes, enfants ou adultes, la voix se fait entendre plus ou moins voilée. Elle se fatigue après quelques minutes. L'examen laryngoscopique m'a montré sur un ensemble de 23 observations:

8 fois: Larynx normal.

5 fois: Tuberculisation commençante des régions aryténoïdiennes.

5 fois: Chordites chroniques simples.

2 fois: des Nodules classiques.

2 fois: une Flaccidité de la muqueuse du bord libre des cordes.

1 fois: un état variqueux des cordes.

Les causes de la raucité vocale sont l'hérédité, les excès de voix—il y a des enfants qui jouent à qui criera le plus fort,—la grossesse parfois, mais surtout la constitution scrofuleuse ou la tuberculose menaçante. Le tabac est, pour quelques personnes, une cause très influente de raucité.

Les confidences des malades me font surtout admettre la nocivité de la cigarette. Beaucoup fumeront pipes et cigares sans inconvénients; mais la cigarette les enroue et les fait tousser: c'est donc le papier qu'il faut incriminer.

La raucité ne doit pas être confondue avec la fatigue vocale, dysphonie transitoire, ni avec la voix naturellement grave des basses ou des contralti, ni avec la voix faible des emphysémateux ou tuberculeux.

Pour en apprécier l'importance, j'ai pris l'habitude de faire essayer la voix du sujet sur ses trois registres: grave, médium, aigu. C'est le registre grave qui se défend le mieux contre la raucité.

Dans le traitement, l'indication principale est de s'adresser à la cause. Combattre les excès de voix, donner des antiscrofuleux et antituberculeux.

III. La Voix eunuchoïde. — Elle se particularise par une grande hauteur avec une petite intensité [2].

Quelques cas sont dûs à des troubles de l'innervation centrale ou périphérique du larynx, à des altérations anatomo-pathologiques provenant de la mue, à une persistance de l'état infantile du larynx.

Je l'ai rencontré généralement chez des tuberculeux ou tuberculeuses du larynx et j'ai pensé qu'on pouvait l'expliquer par une contracture symptômatique des tenseurs des cordes vocales. Son traitement doit donc comprendre, entre autres moyens, la thérapeutique générale antibacillaire.

IV. Dysphonies.—Plus accentuées que les raucités, elles sont assez variables:

---

[1] Castex, La Raucité vocale. Bulletins et Mémoires de la Société française de Laryngologie, t. XI. 1895. & t. XII. 1896.

[2] Beausoleil, Gaz. hébd. des Sciences médicales de Bordeaux, 3 février 1895. — Trifiletti, Arch. italiani di laryng. Juillet 1887, p. 129.—Castex, Société française de Laryngologie 1896.

1⁰. *Voix sèche* (laryngite chronique simple, polypes du larynx, syphilis du larynx produisant la r a u c e d o s y p h i l i t i c a).

2⁰. *Voix humide* (laryngites tuberculeuses ulcérées, cancers ramollis).

3⁰. *Voix bi-, tri-, pluritonale* (polypes du larynx). Une de mes malades, qui portait un petit fibrome sur une corde, émettait manifestement trois notes simultanées. Un vieillard atteint de paralysie d'une corde vocale, faisait entendre, outre sa voix sénile ordinaire, une note grave de contrebasse. Je l'attribuai aux vibrations de cette corde détendue.

4⁰. L'intégrité des fonctions vocales peut être compromise par les diverses maladies du système nerveux. Dans la sclérose en plaques la voix est monotone, scandée, change brusquement de ton, ne peut tenir une note longuement, parce que les cordes tremblent. La voix est assez spéciale dans chaque genre de folie: rauque, chez le maniaque, éteinte chez le mélancolique, etc.

Le traitement de ces diverses phonopathies est celui de l'affection causale.

2. Maladies de la voix chantée.

Elles sont très différentes les unes des autres et fort complexes. J'ai réparti mes fiches d'observations d'après le trouble ou symptôme majeur, celui pour lequel on vient nous consulter. Ici encore la maladie atteint soit la quantité soit la qualité de la voix; mais je laisse le classement pour suivre l'ordre de fréquence.

I. M a l a d i e s d u T i m b r e.—Ce sont sensiblement les plus nombreuses, dans la proportion de 40⁰/₀, d'après mes fiches. Voici à peu près ce que dit un artiste dont le timbre est malade:

„Depuis quelque temps, ma voix est voilée, surtout en parlant, ou du moins elle se voile presqu'immédiatement quand je me mets à chanter. Cette raucité existe sur toute l'étendue de la voix (grave, médium, aigu). J'ai perdu deux (ou trois) de mes notes les plus élevées et je constate des trous dans mon régistre aigu (ce qui signifie que certaines notes ne se font plus entendre dans le déroulement des gammes montantes). J'ai conscience que mes sons baissent sans qu'il me soit possible de les maintenir à la hauteur voulue. Je ne peux plus chanter en demi-teinte (à demi-voix ou piano). Impossible de faire les sons filés (notes qu'on commence piano, qu'on enfle ensuite pour les terminer piano)".

Le tableau qui précède est forcément c o m p o s é. Tous les malades du timbre ne le reproduiront pas en entier; mais j'y ai mis la plupart des troubles qu'ils accuseront.

Au laryngoscope: peu ou pas de lésions. Parfois un peu de congestion des cordes ou des aryténoïdes, un peu de pachydermie interaryténoïdienne ou des nodules sur les cordes. Parfois rien. Il n'est pas douteux que, de toutes les parties du larynx, le bord libre des cordes est le plus utile à l'intégrité de la voix. J'ai vu des aphonies complètes chez des tuberculeux qui n'avaient d'autres lésions qu'une ulcération s'étendant à tout ce bord libre.

Comme c a u s e s, l'altération du timbre reconnait:

1⁰. Les laryngites légères mais durables de l'influenza, des fièvres éruptives, de la fièvre typhoïde, de la syphilis secondaire, des séjours au bord de la mer.

2⁰. Les propagations congestives inflammatoires ou trophiques venant des autres parties de l'appareil vocal: pharyngites granuleuses, hypertrophies amygdaliennes, tumeurs adénoïdes avec leurs poussées inflammatoires (adénoïdites), rhinites hypertrophiques ou atrophiques.

T r a s h e r (de Cincinnati)[1] a étudié la fâcheuse influence des obstructions intra-nasales sur la voix chantée. Le timbre est surtout changé. On rend parfois tous leurs moyens aux artistes en les débarrassant d'éperons, de queues de cornet, etc.

Les personnes atteintes de pharyngo-laryngite atrophique perdent jeunes leur voix.

3⁰. La fatigue laryngée, qu'il y ait surmenage ou plus souvent malmenage. Le mauvais fonctionnement peut être attribué à l'élève ou au professeur. Une grande difficulté pour ce dernier est de classer la voix, d'en faire le diagnostic. Le timbre d'une voix peut faire méconnaître sa place naturelle sur l'échelle des sons. J'ai examiné une jeune fille de 17 ans qui, contralto par le timbre, était soprano par l'étendue de sa voix (de l'ut³ à l'ut⁵). Un médecin avait cru à un début de tuberculose laryngée, à cause de cette raucité, mais l'organe était absolument sain. Il faut dire qu'avec les années la hauteur et la tessiture [2] peuvent changer. L'artiste doit se soumettre à cette évolution naturelle, sous peine de fatiguer beaucoup son larynx.

Chez une dame de province, je n'ai pu m'expliquer la fatigue vocale caractérisée par un voile sur la voix qu'en apprenant qu'elle avait pris, dans le temps, des leçons, à Paris, et n'avait rien changé depuis à ses exercices, ni à son répertoire habituel, bien qu'elle eut senti sa voix baisser notablement. J'ai vu des malades, qui avaient chanté, sans pouvoir me dire quelle était leur voix. Leur histoire est pourtant moins comique que celle de ces amateurs se présentant chez un maître et lui disant: „J'hésite encore sur la catégorie de voix que je vous prierai de me donner".

Fatiguent encore beaucoup la voix l'exercice de la tyrolienne, la mauvaise habitude de chanter „de la gorge", celle de toussoter avant de chanter, de fredonner, de respirer par saccades, l'abus de la voix sombrée chez l'homme, du timbre clair chez la femme. J'ai vu des femmes rester enrouées plusieurs jours, quand elles chantaient le premier jour de leurs règles.

L'enseignement est encore une importante cause de fatigue vocale. Le professeur doit chanter sur tous les registres quelle que soit sa voix naturelle, soit pour montrer à l'élève, soit pour lui donner la réplique, sans compter la fatigue de parler beaucoup, dans le courant de la leçon.

4⁰. Je trouve encore dans mes observations certaines causes qui

---

[1] T r a s h e r (de Cincinnati). Lancet clinic. 8 Octobre 1892.
[2] La tessiture est cette partie de l'étendue d'une voix où elle se meut le plus aisément.

ne peuvent agir que par action reflèxe (affection de l'estomac, de l'utérus, ménopause, grossesse. La castration des femmes n'a pas d'influences fâcheuses sur la voix, tout au plus la masculinise-t-elle un peu dans quelques cas rares [1]).

5°. Enfin les maladies du timbre peuvent tenir à un état constitutionnel. Le cas est même fréquent surtout chez les tuberculeux ou candidats à la tuberculose. Il y a là un indice prémonitoire; quand l'examen de la poitrine et du larynx est négatif, le voile sur la voix peut donner l'alarme. Les herpétiques, les névropathes présentent aussi de ces enrouments de causes générales. Le timbre est ce qui disparaît d'abord quand vient la sénilité de la voix. L'agilité et toutes les autres qualités lui survivent un peu.

Je ne m'arrête pas à l'effet des odeurs sur la voix, car il est transitoire et ne détermine pas de m a l a d i e s.

Reconnaître cette maladie du timbre n'est pas malaisé. Il suffit d'entendre chanter le sujet. Encore ne faudrait-il pas penser qu'il y a voile sur la voix, lorsqu'il s'agit simplement d'un timbre naturellement grave. En outre, il faut parfois déceler cette raucité qui ne se fait pas entendre constamment. Qu'on ait alors recours au procédé des trois registres que j'ai indiqué pour la voix parlée.

T r a i t e m e n t.—Sur cette question, je puis être bref, car elle est implicitement exposée à l'article C a u s e s. Trouver cette cause, c'est guérir le malade, quand il est guérissable. Je me borne à signaler les procédés thérapeutiques indiqués:

1°. Contre les laryngites: repos absolu de la voix, révulsions sur le devant du cou, diverses pulvérisations chaudes intra-laryngées.

2°. Contre les propagations morbides venant du voisinage, traiter le point de départ, détruire les granulations au galvano-cautère, diminuer les amygdales par le morcellement, opérer les tumeurs adénoïdes, traiter les rhinites, etc.

3°. Contre la fatigue laryngée, repos vocal de quelques semaines et changement de méthode. J'ai vu des voix se dévoiler en quelques semaines, après des années d'état maladif, lorsqu'un fonctionnement rationnel se substituait à un système défectueux.

Les massages, simples ou vibratoires, les électrisations extérieures sont ici des plus utiles pour redonner de la vigueur à l'appareil musculaire du larynx. Un ou deux mois de vacances par an ne sont pas moins utiles à la santé vocale de l'artiste qu'à sa santé générale.

4°. Que l'on soigne l'estomac, l'utérus ou tout autre viscère, s'il est seul en cause.

5°. Enfin, qu'on s'adresse surtout à l'état général, s'il tient dans sa dépendance cette raucité vocale; à la tuberculose, si elle est menaçante: huile de foie de morue, phosphate, arsenic, gaïacol, créosote, etc., suralimentation, air des champs, pas de sulfureux, pas de saison à la mer. Surtout mettre le larynx au repos: ne pas chanter, parler le moins possible. N'agit-on pas de même par l'immobilisation pour toutes les tuberculoses locales? L'avantage qu'offre le

---

[1] C a s t e x, Effets sur la voix de l'ablation des ovaires. (Soc. fr. de laryngologie. 1896).

chant de ventiler les poumons ne compense pas la fatigue d'un larynx guetté par la bacillose.

II. M a l a d i e s s u r l e M é d i u m.—J'ai donné quelque développement aux maladies du timbre parcequ'elles sont les plus habituelles; on me permettra d'abréger sur celles qu'il me reste à mentionner.

Le médium est malade, et le cas n'est pas rare, lorsque les troubles s'accusent sur la partie moyenne de l'étendue vocale, l'altération existe principalement sur la voix parlée et lorsque l'artiste a parlé longtemps. Dans le chant, ce trouble est plus sensible sur deux ou trois notes du médium, toujours les mêmes pour chaque sujet. Elles manquent surtout d'intensité et de sonorité. L'artiste dit qu'elles se sont d é t i m b r é e s. On a nettement l'impression de manquer de souffle, de force ou de tenue dans l'expiration phonatrice. La note baisse de tonalité en dépit des efforts, je dirai même en proportion des efforts. La demi-teinte est impossible ou difficile, la terminaison des sons filés vacille. Une de mes clientes avait, au cours d'un son posé, des f o r t e et des p i a n o involontaires et qu'elle ne pouvait éviter. Au fur et à mesure que la voix s'échauffe par le chant, quelques uns de ces empêchements s'atténuent, mais le lendemain il y a aggravation. Ces suspensions de fonction, qu'on retrouve dans l'odorat, dans l'ouïe, méritent ici le nom de l a r y n g o c o p o s e (épuisement laryngé temporaire). Le changement qui a paru d'abord sur le médium s'étend peu à peu au régistre aigu et grave.

C a u s e s.— Nous retrouvons ici les causes principales des maladies du timbre. Cependant, en se pénétrant bien de l'enseignement qui découle des observations, on arrive à penser que la cause de ce trouble spécial gît dans la p o i t r i n e, cette soufflerie de l'appareil vocal (emphysème pulmonaire). La capacité respiratoire, prise au spiromètre, emmagasine à peine 1 ou 2 litres, au lieu de 2 et 3, comme à l'état normal [1]).

En ce qui concerne plus spécialement la demi-teinte, je l'ai vue compromise, surtout quand la lésion était laryngée. Alors, au contraire, la pleine-voix est possible. Si l'altération est thoracique, la demi-voix est possible, mais impossible la pleine-voix.

En somme, le diagnostic: maladie sur le médium pourra être portée, toutes les fois que l'artiste se plaindra de divers troubles sur cette partie de son clavier vocal, coïncidant avec un manque de souffle.

C o m m e t r a i t e m e n t: s'adresser à la cause et imposer un repos vocal de 2 ou 3 mois. Je me suis bien trouvé des diverses pratiques de la gymnastique respiratoire pour donner à la soufflerie la force ou l'ampleur qui lui font défaut.

III. M a l a d i e s s u r l a S o l i d i t é.— Le mot ne me convient pas entièrement, mais je n'en trouve pas de meilleur. Il s'agit de ces voix, intactes quant au timbre et aux régistres, mais qui ne peuvent plus chanter longtemps sans se troubler diversement. Elles ont perdu l'endurance. „Mon élève, m'ecrivait un professeur de chant, donne

---

[1]) C a s t e x, Etude physiologique des divers mécanismes de la voix chantée. (Communication à l'Académie des Beaux-Arts. 2 Février 1895).

l'effort, mais elle ne le soutient pas". Un voile sur la voix se montre à bref délai, surtout si l'artiste parle; quelquefois même le chant reste bon quand la parole est voilée. Qui veut lutter éprouve bientôt la crampe des chanteurs (sécheresse et contractures douloureuses à la gorge).

Les causes?

Toutes celles invoquées déjà, mais plus particulièrement: l'hypertrophie du système amygdalien (amygdales palatines, ou linguale), l'entraînement trop précipité des voix. Si le travail ayant été commencé trop tard, on veut rattraper le temps perdu, j'ai vu des hémoptysies déterminées par ces entraînements précipités. Enfin et surtout j'ai trouvé ce manque d'endurance chez ceux qui abusent de la voix parlée, par mauvaise habitude ou par nécéssité professionnelle, comme si la parole consommait largement les réserves de force laryngée que le chant aurait utilisées. Les bavards compromettent leur voix chantée. J'oserai presque dire que la parole tue le chant.

Traitement. — Le médecin s'appliquera d'abord à remettre en état l'appareil vocal par des soins locaux et généraux. Le chanteur usera modérément de sa voix. C'est en parlant peu, en n'étant pas bavard qu'il fera des économies de voix.

Quelques lignes sur le chevrottement trouvent ici leur place.

Il y a des larynx qui chevrottent naturellement, dès le début de leur carrière, d'autres par crainte et émotion, d'autres par imitation très consciente d'artiste chevrottant; mais généralement ce trouble marque le dépérissement de la voix. Il est ordinairement le résultat des excès vocaux. Un des derniers cas que j'ai rencontrés était celui d'un curé de campagne dont le chevrottement s'étendait au muscles du cou. Naturellement ténor, il avait cherché à se faire une voix de baryton pour conduire les chants de ses paroissiens. Les cordes vocales affaiblies ne luttent plus régulièrement contre la poussée pulmonaire ou les muscles expirateurs on perdu leur tenue nécessaire. J'ai entendu le regretté Bax St. Yves, professeur au Conservatoire de Paris, le comparer aux fremissements d'un bras qui a porté un poids trop lourd.

Je ne parlerai pas du traitement, c'est affaire aux maîtres de chant.

IV. Maladies de l'Intensité.—Une catégorie de malades se plaint que leur voix manque de force, de puissance, qu'elle s'entend peu sans que le timbre en soit changé. „Quand j'ai chanté depuis un moment, me disait un artiste, je manque de souffle, je me sens la poitrine brisée et cependant je ne suis pas enroué".

D'autres ne sont plus maîtres de leur émission. Ils ont la sensation que la voix se déplace du nez à l'arrière-bouche et vice versâ. J'ai pu constater chez eux une parésie des tenseurs.

Ces malades sont des lymphatiques, des tuberculeux, des adénoïdiens, des obèses, des chloroanémiques, des scléreux de l'oreille qui n'ont plus conscience du degré de timbre nécéssaire. La fréquentation de sourds me montre sujet à caution le proverbe: „Crier comme un sourd".

Ce sont surtout des affaiblis de la poitrine, pour des causes diverses, qui n'ont pas assez de pression dans l'expiration thoracique pour faire vibrer fortement les cordes vocales. Il me semble donc y avoir une aphonie d'ordre thoracique. Exemple: l'aphonie des gens essoufflés par une course rapide.

Ici convient en général le traitement tonique.

V. Maladiés de l'Etendue.—Elles font perdre deux ou trois notes à l'une ou l'autre extrêmité du clavier. Et si l'artiste veut les faire sortir, il éprouve une douleur et elles craquent (canarder). Ces larynx sont généralement atteints de chordites diverses qui se produisent volontiers quand l'artiste „a chanté sur un rhume".

Donc repos de l'organe, traitement direct (cautérisations) et indirect (massage, électricité).

VI. Maladies diverses.—Sous ce titre, je range quelques cas trop peu importants par le nombre pour mériter un chapitre à part. Mais ce groupe ne pourra que grossir par les observations ultérieures. C'est le chapitre „à classer" qui doit rester ouvert.

1⁰. Quelques artistes sentent que leur voix devient lourde.

Vocalises, passages vrais et faux deviennent difficiles. Se méfier alors d'une tuberculose latente.

2⁰. D'autres se mettent à tousser, quand ils chantent. Mêmes craintes, à moins qu'il ne s'agisse d'une luette trop longue.

3⁰. Quelques uns ont un trouble de résonnance, seulement s'ils chantent sur des paroles. Le plus souvent c'est un nasillement attribuable à de l'obstruction nasale. Parfois même cette lésion est révélée par les premières leçons de chant. Ces voix ne sortent pas, ne portent pas.

4⁰. Chats et Graillons. Ce sont des mucosités sur les cordes ou dans la trachée. Ils font craquer la voix et accompagnent les états catarrheux des premières voies respiratoires (larynx, trachée, bronches).

Le traitement consiste dans les stations hydrominérales: La Bourboule, Mont-Dore, Cauterets et autres, dans les inhalations ou les injections intra-trachéales mentholées. L'artiste s'exercera, pendant quelques minutes, avant de paraître en public, pour débarrasser son appareil vocal, pour faire la „toilette de sa voix".

5⁰. Voici des troubles d'ordre nerveux. Une artiste avait une voix très régulière; mais, lorsque montant la gamme elle arrivait au ré de son médium (ré⁴, faux-passage), tous les muscles de son cou se convulsaient et la note se dérobait vers le bas, baissant malgré elle. Dans les notes audessus, tout était normal et ce phénomène ne se reproduisait pas quand la gamme redescendait. Aucune lésion dans le larynx et ailleurs.

A mentionner aussi un trouble motrice qui est l'impossibilité de chanter quand la parole existe indemne, comme il y a des aphonies hystériques avec conservation de la voix chantée.

Voici plus bizarre encore: trois fois déjà j'ai rencontré des malades qui me disaient: „entendre chanter les autres—m'enroue". Les enfants de l'une d'elles disaient: „ne crions pas si fort, nous allons enrouer maman".

6⁰. Un autre trouble, peu fréquent, c'est celui que les artistes appellent la r o u l e t t e. Une ou deux notes, généralement près du passage de la voix de poitrine à la voix de tête, font entendre une sorte de roulement, râclement ou grelottement qu'il suffit d'avoir entendu pour le reconnaître. Encore une petite misère des larynx surmenés. Je l'ai vue coïncider avec la présence de nodules ou avec le prolapsus de la muqueuse du bord libre.

Il y a aussi la b o b ê c h e, la voix semblant accompagnée de la vibration d'une bobêche, le „fil dans la voix", le craquement, le couac, mais ce sont là plutôt des v i c e s de la voix dont l'étude n'entre pas dans mon sujet.

D'une manière générale les maladies de la voix sont bien souvent l'expression de la fatigue et de ces petits nodules, durillons, qu'on voit sur le bord libre des cordes.

D'ailleurs, si le sujet est exempt de maladies constitutionnelles, s'il est assez jeune encore et persévérant dans le traitement, il guérira de ses divers troubles vocaux.

Laryngotomie et Laryngectomie.

Les efforts que la chirurgie tente sur le larynx, comptent parmi ceux qui intéressent particulièrement le monde médical. Les affections graves de cet organe le sont à un point tel que les plus audacieuses interventions ont été jugées permises, et jusqu'au jour où la médecine de l'avenir saura stériliser sur place les infections variées qui vouent le larynx à la destruction, force nous est, à moins que nous ne soyons d'humeur à nous croiser les bras, de chercher dans les divers procédés de l'exérèse le moyen d'arrêter le mal.

Depuis que Billroth a pu pour la première fois (31 Décembre, 1873) extirper le larynx et laisser la vie sauvée à son opéré, les interventions se sont multipliées, donnant des résultats de plus en plus encourageants. On les trouve consignés, en particulier, dans les travaux dont suit l'énumération qui n'a nullement la prétention d'être une bibliographie.

Ch. Schwartz, Des tumeurs du larynx (Th. d'Agrég. en chir. Paris. 1886). — M. Schuler, Die Tracheotomie, Laryngotomie und Exstirpation des Kehlkopfes. 1880. — P. Bruns, Die Laryngotomie zur Entfernung intralaryngealer Neubildungen. Berlin. 1878.—Moure, De la thyrotomie dans le cancer du larynx. (Congrès français de Chirurgie. 1891). — Butlin. „Soc. laryng. de Londres, 11 Octobre 1893“.— F. Verrier, L'extirpation du Larynx („Gazette médicale de Paris“. 5 Sept. 1896).—Péan, Ablation totale du larynx, de la portion supérieure de l'oesophage et de la moitié inférieure du pharynx. Restauration par un appareil prothétique („Gazette des hôpitaux“. 31 Janvier 1895).—Perruchet[1]), Laryngectomie sans trachéotomie préalable. (Th. de Paris 1894).—Le Seigneur, Etude sur la laryngotomie (tailles laryngées). (Th. de Paris. 1894). — Schmiegelow (de Copenhague), Cancer du larynx. Diagnostic et traitement. („Ann. des mal. du larynx et de l'oreille“. Avril 1897).

Puisque dans maints cas graves de laryngopathies l'ouverture ou l'ablation du larynx, soit partielle, soit totale, restent les seules ressources radicales, j'ai consigné dans cette communication, à l'occasion de trois opérations de ce genre, que je viens de pratiquer (laryngotomie, laryngectomie partielle et laryngectomie totale) le résultat de mes observations personnelles.

---

[1]) Cette thèse a été inspirée par Mr. Périer dont on connaît les grandes et heureuses opérations sur le larynx.

I. Laryngotomie.

Homme de 65 ans, pris depuis six mois de dysphonie marquée.
Jusqu'alors il avait joui d'une santé parfaite.

Des accès d'oppression vinrent bientôt s'ajouter au trouble vocal,
sans que la déglutition fut douloureuse. Aucun ganglion ne se montrait
dans les diverses parties de la région cervicale. Le laryngoscope faisait voir une tuméfaction d'un rouge sombre, légèrement ulcérée à sa
surface, sur la corde vocale supérieure droite, et descendant vers la
corde inférieure qui était rouge mais peu tuméfiée. L'auscultation
des sommets ne révélait pas de tuberculose, les urines étaient norma-
les, l'état général assez satisfaisant. Comme je me proposais de faire
la thyrotomie, survint un brusque accès d'oppression et le malade fut
envoyé à l'hôpital Lariboisière, dans le service de mon ami le
Dr. Reynier, où la trachéotomie d'urgence fut pratiquée. Dix jours
après nous faisions la taille laryngée avec le Dr. Reynier. La canule ordinaire est remplacée par une canule de Trendelenburg, à
manchon de caoutchouc. Elle fonctionne régulièrement, néanmoins la
chloroformisation ne va pas sans alertes répétées. Une fois même le
malade semble ne devoir plus respirer jamais, mais la respiration artificielle vigoureusement et longuement pratiquée parvient a régulari-
ser le rythme thoracique, et l'opération s'achève sans menaces.

Une première incision verticale médiane est menée de l'os hyoïde au
milieu de la trachée cervicale. Une deuxième passe horizontalement
sur l'extrémité supérieure de la première, allant du bord antérieur d'un
sterno-cleido-mastoïdien au bord antérieur de l'autre. Rien de spécial
dans les premiers temps opératoires si ce n'est l'ouverture d'une grosse
veine jugulaire antérieure génante. Le larynx étant bien mis à nu
sur la ligne médiane, de forts ciseaux servent a pénétrer dans le larynx. Une des branches est enfoncée dans l'espace inter-crico-thy-
roïdien, s'engage entre les cordes en remontant, l'autre tranche le
cartilage thyroïde. L'incision est prolongée jusqu'à la hauteur de l'épiglotte. La cavité laryngienne peut alors s'entrouvrir largement et
montrer sur sa moitié droite la tumeur que la laryngoscopie faisait
voir en partie seulement. Elle a envahi toute la corde supérieure
dont elle dépasse même les limites, s'étendant à toute la partie postérieure du vestibule laryngien. Dès que le larynx est ouvert nous bourrons l'espace sous-glottique avec une longue mèche de gaze iodoformée.
Je me suis bien rendu compte en effet dans des laryngotomies précéden-
tes que ce cul de sac doit être soigneusement comblé, si non le sang
qui s'y accumule fait parforcer la canule de Trendelenburg. Avec
une curette de dimensions moyennes j'abrase l'ensemble du néoplasme
jusqu'à la face interne du cartilage thyroïde, et j'emporte toute la
muqueuse envahie dans la partie sus-glottique de la cavité laryngienne.
Peu de sang s'écoule. Pour plus de sécurité, je promène la pointe du
thermo-cautère sur les surfaces cruentées et quand l'endolarynx est
étanché, je remplis la cavité d'une grosse mèche de gaze iodoformée
dont une extrémité sort au devant du cou. Pour plus de sécurité en
effet nous avons préféré, Mr. Reynier et moi, ne pas saturer les deux

moitiés du cartilage thyroïde, afin de laisser en place un tampon hémostatique qu'il a été facile de changer· en renouvelant les pansements. Une sonde oesophagienne est mise en place et les incisions aux parties molles du cou recousues dans la mesure du possible.

Les suites immédiates ont été favorables. Vingt jours après l'opération l'opéré quittait l'hôpital.

Voici les détails de l'examen microscopique qui m'ont été remis par mon ami le Dr. G a s t o n.

Le fragment examiné, durci et coloré suivant les méthodes habituelles, est constitué par une série d'éléments groupés de la façon suivante:

1⁰. A la périphérie: dans une partie seulement de la coupe un épithélium cylindrique.

2⁰. Au dessous une couche de tissu réticulé.

3⁰. Sous-jacente à ce tissu une série de papilles coupées en long et en travers et irrégulièrement disséminées.

4⁰. Dans cette région de nombreuses dilatations lacunaires.

5⁰. Sur les bords de la coupe, entre la couche réticulée et la couche profonde des bandes de tissu fibreux.

6⁰. Dans la profondeur et empiétant, en certains points, sur les autres couches des éléments glandulaires très développés.

7⁰. Près du point d'implantation de la tumeur de véritables lacs vasculaires, remplis de globules rouges.

Les coupes revêtent donc un polymorphisme d'éléments tout-à-fait particulier: on y retrouve toute la série conjonctive et cependant d'emblée on peut dire que:

1⁰. La variété conjonctive qui prédomine est le tissu réticulé dit lymphoïde ou lymphatique, avec toutes les formes cellulaires que l'on trouve habituellement dans les mailles de ce tissu et les dilatations que l'on observe dans les cas d'inflammation chronique avec oedème.

2⁰. Les vaisseaux sanguins, sauf au niveau du pédicule, sont très rares sur les coupes examinées.

3⁰. Aucune organisation conjonctive ou cellulaire ne se montre caractéristique d'une néoplasie maligue du genre des epithéliomes ou des sarcomes; mais seule la surabondance des papilles rappelle l'aspect de certains papillomes cutanés d'origine inflammatoire.

4⁰. La prédominance de l'élément glandulaire est telle qu'elle attire et fixe de suite l'attention.

Reprenons par le détail chacune des particularités trouvées dans les coupes.

L'épithélium, de revêtement, qui n'existe que sur un point, est formé de cellules cylindriques, allongées, à prolongements en massues ou filiformes.

Le tissu réticulé est un type de tissu lymphatique. Le réticulum est à mailles allongées, quadrangulaires ou irrégulières. Ces mailles sont comblées par:

a) des amas de cellules rondes à noyau prédominant sur le protoplasma (lymphocytes);

b) des cellules mononucléaires, à protoplasma abondant et des cellules de grandes dimensions et à plusieurs noyaux (leucocytes mononucléaires et cellules lymphatiques).

Absence d'eosinophiles, de leucocytes poly-nucléaires, de Mast-zellen et de Plasmazellen.

A côté de ces éléments cellulaires existent de nombreuses dilatations lymphatiques.

Les papilles rappellent la coupe des papilles de la peau: on y voit un vaisseau central, des séries de cellules plates formant des cercles concentriques séparés par des espaces lymphatiques. Ces papilles contiennent très peu d'éléments cellulaires.

Le tissu conjonctif forme en certains points des bandes de fibres conjonctives larges et allongées, à noyau étalé dans le sens de la fibre.

Ces bandes s'insinuent entre les glandes ou bien entre la région où siègent les glandes et le tissu réticulé.

Il n'existe pas ou presque pas d'éléments de tissu muqueux, lequel est remplacé par les tissus réticulé et fibreux.

Les vaisseaux sanguins sont peu nombreux et sauf au niveau du pédicule, où des veines très dilatées forment de véritables lacs remplis de globules rouges, il n'y en a pas ailleurs.

Les glandes sont l'élément prédominant, elles occupent les $^2/_3$ de la coupe. Ces glandes sont en grappes, formant des amas. C'est une véritable néo-formation. Il existe à leur pourtour une bordure d'éléments embryonnaires, leur lumière est obstruée en partie par le gonflement de leur endothélium qui est en état de tuméfaction trouble et de dégénérescence granuleuse, en partie par des granulations et des leucocytes.

Il semble que le processus néoplasique ait eu son point de départ à ce niveau.

En résumé: il n'existe dans les coupes ni cellules géantes de nature tuberculeuse, ni organisation de nature syphilitique. Il n'y a point d'organisation des travées et des cellules pouvant faire penser à un sarcome ou à un épithéliome.

L'ensemble des caractères positifs est en faveur: d'une néoplasie inflammatoire conjonctive, à prédominance lymphatique, à tendance proliférative, à point de départ glandulaire.

L'abondance seule des éléments cellulaires doit laisser des doutes sur l'évolution sarcomateuse possible de la néoplasie, qui n'est actuellement qu'un: p o l y-a d é n o m e p a p i l l o m a t e u x.

R e m a r q u e s.

Nous avons constaté par cette thyrotomie verticale la facilité relative de l'ouverture du larynx, le peu d'importance de l'écoulement de sang qu'elle provoque et la bénignité des suites; mais nous avons vu par contre les difficultés de la chloroformisation chez ces malades canulés. Elle ne peut être confiée qu'à un assistant très observateur et doit être principalement surveillée au début. Une fois endormi, le patient ne donne plus ces graves alertes des premiers moments de la narcose. J'ai gardé bien présent dans ma mémoire le temps prolongé de mort apparente où resta le premier opéré de laryngectomie en France. On sait que l'honneur de cette belle opération revient à Mr. Léon L a b b é. J'assistais à l'opération. A diverses reprises on put croire le malade mort, car les mouvements du thorax cessaient pendant plusieurs minutes consécutives. Mon excellent maître s'obstina dans la respiration artificielle qui fut prolongée durant 23 minutes. Tous ses élèves s'étaient à tour de rôle employés à la besogne. Après ces 23 minutes d'efforts continus l'opéré eut une sorte de hoquet bruyant, puis reprit peu à peu le fonctionnement de son thorax qui n'eut plus de défaillances.

Les laryngopathies graves exposent particulièrement aux dangers de la chloroformisation. Des réflexes ou inhibitions émanés de la muqueuse pharyngo-laryngée arrêtent facilement les mouvements du thorax ou du coeur. J'ai perdu en quelques minutes, sans arriver à temps pour le trachéotomiser, un homme de 45 ans atteint de lymphosarcome du larynx qui jusqu'alors n'avait provoqué qu'un tirage très léger. C'est une variété de l'ictus laryngé. Une autre fois j'ai vu mourir d'une syncope mortelle un homme d'une cinquantaine d'années, auquel j'allais avec le Dr. Reynier pratiquer la pharyngotomie sous-hyoïdienne de Malgaigne pour enlever un épithélioma circonscrit au sinus pyriformis, (fossette pharyngo-laryngienne, située immédiatement en dehors du repli aryténo-épiglottique). Le chloroforme avait été très bien administré et c'est au moment où je prenais le bistouri, avant même d'avoir touché la peau, que se produisit la syncope instantanément mortelle. J'ai pratiqué des laryngotomies suivies de curettage pour des laryngites tuberculeuses diffuses. Les troubles laryngiens disparaissaient, mais plusieurs mois après, des tuberculeuses pulmonaires, latentes d'abord, se déclaraient et finissaient par emporter les malades.

II. Laryngectomie partielle.

Toutes les fois que l'exérèse peut être limitée à une partie du larynx seulement, il y a lieu de recourir à la laryngectomie partielle, moins grave que l'ablation totale dans la proportion de 33 : 42, d'après les relevés de Schwartz. Si le larynx n'est envahi que sur l'une de ses moitiés, je commence l'opération par la thyrotomie pour n'enlever que la portion atteinte, après exploration faite. C'est ainsi que je viens d'agir pour un cas de tumeur maligne du larynx que nous avons opéré, Reynier et moi.

Homme de 52 ans, enroué depuis deux ans, ayant ressenti de l'oppression et même du cornage depuis trois mois. L'examen laryngoscopique montre au niveau de la corde vocale droite une tumeur d'un rouge sombre, bilobée, ulcérée en son centre et tenant immobile la corde sur laquelle elle repose. Le malade n'a pas de douleurs, pas de tuméfaction de son cartilage thyroïde, pas d'adénopathies; mais son haleine exhale une odeur caractéristique de putréfaction.

Le malade étant endormi au chloroforme, nous pratiquons la trachéotomie avec la canule de Trendelenburg. Tout d'abord le patient a des périodes d'apnée qui cessent quand on éloigne le chloroforme. Le calme rétabli nous procédons à la thyrotomie. L'angle thyroïdien résiste assez sous les ciseaux. Le larynx ouvert, nous voyons que le néoplasme se prolonge en arrière et à droite, entre la muqueuse et la moitié correspondante du cartilage thyroïde. L'opération eut été incomplète sans l'ablation de celle-ci. Une rugine dénude ses deux faces et nous la faisons sauter par fragments sans hémorrhagies graves. La tumeur, plutôt ous-glottique, bien mise à nu de la sorte, il nous est possible de curetter, d'extraire aux ciseaux courbés et de toucher les parois de cette brèche du thermocautère. Nous laissons entrouvert le thyroïde et bourrons de gaze iodoformée la cavité laryngienne. Le lendemain matin elle est enlevée et la canule de Trendelenburg rempla- cée par une canule simple dont le tube interne puisse être nettoyé à volonté.

Mon confrère et ami Gaston m'a remis la note suivante sur l'examen histologique:

1. Des travées conjonctives constituant des mailles dans lesquelles sont des cellules de formes irrégulières et à gros noyaux (cellules épithéliales modifiées).

2. Des groupements cellulaires rappelant les bourgeons cancéreux.

3. Des vaisseaux remplis de grosses cellules de même nature que celles qui comblent les mailles.

4. Des vaisseaux dilatés et remplis de sang.

En résumé: il semble s'agir d'une épithéliome en voie d'accroissement et présentant la transformation colloïde dans quelques unes de ses parties.

Remarques.

Cette intervention m'a bien montré les difficultés et dangers de la narcose au début de l'opération. L'entonnoir recouvert de flanelle qui conduit les vapeurs anesthésiantes dans la trachée en laisse moins perdre que les divers masques. La dose doit donc être minime dès ce moment.

Ce qu'on peut voir de la tumeur après laryngofissure est tout autre chose que les données du petit miroir, à ce point que le chirurgien ne peut se faire une idée exacte de ce qu'il doit enlever qu'après avoir divisé de bas en haut tout le bord antérieur du thyroïde. Le tampon de gaze iodoformée placé dans le bas de l'endolarynx est des plus utiles pour prévenir la chute du sang dans la trachée que ne préserve pas toujours complètement la canule-tampon.

Enfin: l'enlèvement d'une partie du squelette cartilagineux facilite beaucoup la poursuite du néoplasme dans ses parties cachées.

Les suites de l'opération sont très favorables jusqu'aujourd'hui. La température revenue à la normale n'a pas dépassé 38°,6.

III. Laryngectomie.

L'observation qui suit a son interêt surtout dans la question du diagnostic.

Un homme de 63 ans vient me consulter parce que depuis deux mois environ il est enroué et un peu oppressé. L'examen laryngoscopique montre une épiglotte indemne. La région aryténoïdienne est un peu infiltrée à gauche, plus profondément on voit une tumeur rouge sur la partie postérieure de la corde vocale supérieure (bande ventriculaire) gauche. Avant d'arrêter mon diagnostic je fis revenir plusieurs fois le malade, le cocaïnisant, parceque l'épiglotte, petite et se relevant mal, m'obligeait à mettre très profondément le petit miroir. Après quatre examens à 8 jours d'intervalle, voyant grossir la tumeur et les divers symptômes prendre plus d'importance, je portai le diagnostic: tumeur maligne intrinsèque du larynx, m'appuyant sur cet ensemble de caractères: tumeur croissante de la bande ventriculaire, raucité marquée de la voix, fétidité de l'haleine, accroissement de volume de l'ensemble du larynx, absence d'aglutition douloureuse, pas d'adénopathies cervicales. J'expliquai la situation au malade et comme il était très-énergique il accepta la laryngectomie.

Je l'ai pratiquée avec le précieux concours de mon ami Reynier, sans trachéotomie préalable selon la technique de Mr. Périer, exposée dans la thèse de Perruchet [1]; avec l'instrumentation qu'il recommande. Je n'ai pas à refaire ici cette description. Je me contente de signaler les particularités du cas. La chloroformisation se produit sans incidents même lorsqu'après l'ouverture de la trachée elle est faite à l'aide de l'entonnoir spécial. Une fois le larynx et la trachée bien mis à nu par la dissection des deux lambeaux latéraux et par la section de l'isthme thyroïdien pris entre deux pinces hémostatiques, je cherche à passer avec une grosse sonde cannelée entre la trachée et l'oesophage, mais je n'y parviens pas. Je n'insistai pas car j'ai souvent remarqué dans des exercices de médecine opératoire que cette disjonction est malaisée et que l'on peut très facilement pénétrer soit dans la portion membraneuse de la trachée, soit dans l'oesophage au lieu de passer entre les deux. La section de la trachée d'avant en arrière n'expose guère à entamer l'oesophage si l'on a soin de faire tirer fortement en avant son segment supérieur; à mesure que le bistouri la tranche à coups prudents, vient un moment où la trachée se détache de l'oesophage. On opère ainsi plus surement, me semble-t-il, ayant toujours sous les yeux l'instrument tranchant. Aussitôt la trachée ouverte, la grosse canule de Périer y est introduite. A ce moment j'ai rencontré bien des difficultés pour y fixer le tronçon trachéal. Quand je ne prenais que les couches superficielles extérieures, les fils de soie les coupaient; si je prenais toute l'épaisseur des anneaux cartilagineux, ceux-ci se brisaient. Tant bien que mal, passant mes fils fixateurs à travers toute la paroi trachéale, j'arrive à l'arrêter contre la canule de Périer.

Ce temps très important réalisé, l'énucléation du larynx est chose facile pourvu que son isolement ait été d'abord bien fait par dissection et que surtout ses connexions avec la sangle musculeuse du pharynx aient été sectionnées. L'index gauche de l'opérateur étant introduit dans la cavité sous-glottique, le pouce et le médius gauches prenant la surface extérieure du larynx, l'organe est aisément séparé de l'oesophage et du pharynx par renversement de bas en haut. On le détache entièrement par une section horizontale postéro-antérieure. L'épiglotte reste généralement attachée à la partie basse de la langue, mais le mieux est de l'enlever séparément, même si elle est saine, à moins qu'on ne l'utilise pour l'occlusion de la brèche pharyngienne.

Quand j'eus enlevé de la sorte le larynx de mon malade, je ne fus pas peu surpris de sentir une odeur de putréfaction et d'apercevoir dans la partie profonde du champ opératoire une surface ulcérée d'épithéliome. L'extrémité supérieure de l'oesophage était prise bien que l'observation clinique ne l'eût pas indiqué, bien que notam-

---

[1] Perruchet, Laryngectomie sans trachéotomie préalable. Th. Paris. 1894.

ment aucun ganglion cervical ne l'eût fait soupçonner. Plutôt que de laisser incomplète l'intervention, je réséquai complètement toute cette portion supérieure.

Pour terminer je laissai la grosse canule de P é r i e r en place dans la trachée et je fis la fixation des parois trachéales à l'extrémité inférieure de l'incision cutanée. Une sonde oesophagienne fut placée dans ce qui restait de ce conduit et attachée par un crin de Florence à la partie supérieure de l'incision cutanée. Tout fut suturé, excepté la grande incision horizontale supérieure, afin de ménager un échappement aux mucosités buccales. Pansement à la gaze iodoformée. Les suites de l'opération ont été simples. La température n'a pas excédé 38,2. J'ai pu éviter la dangereuse pneumonie septique en renouvelant deux fois par jour le pansement, en bourrant de gaze iodoformée la brèche pharyngienne et en pulvérisant dans toutes ces cavités, sans oublier la cavité trachéale, de l'huile mentholée à 20%. Deux fois par jour un spray phéniqué fonctionnait à proximité de l'opéré. Ce qui gênait le plus, c'étaient des mucosités abondantes qui sortaient de l'ouverture pharyngienne et se répandaient sur les sutures cutanées. Les huit premiers jours qui ont succédé à la laryngo-oesophagectomie n'ont point été mauvais; l'opéré prenait du lait, des vins rouges et blancs, des jaunes d'oeufs, du bouillon par sa sonde oesophagienne et je commençais à compter sur le maximum possible de survie dans de si tristes conditions. Mais le moral du malade déclinait; il s'irritait surtout de ne plus pouvoir parler. Peu à peu il déclina et mourut le 25-me jour d'i n a n i t i o n.

R e m a r q u e s: Si je publie cette observation de laryngectomie, malgré l'insuccès final, c'est qu'elle me paraît comporter quelques enseignements.

D'abord la possibilité d'enlever un larynx entier, sans difficultés trop grandes, sans hémorrhagie gênante.

L'absence d'adénopathies révélatrices dans la région carotidienne, bien que l'extrémité supérieure de l'oesophage fut prise, est à noter. Il me souvient que mon maître K r i s h a b e r [1]), insistait souvent dans son enseignement sur la valeur des adénopathies secondaires pour différencier les cancers du larynx de ceux de l'oesophage. Les ganglions manquaient-ils, seul l'endolarynx était pris; s'ils se montraient au contraire sur les parties latérales du cou, on pouvait admettre la participation de l'oesophage. Bien souvent j'ai pu contrôler l'exactitude de cette règle, mais ici elle était tout-à-fait en défaut. L'ouverture du larynx après son ablation m'a montré que sa paroi postérieure seule était envahie, tandis que toute la circonférence de l'oesophage était prise. Or, avant l'opération je n'avais constaté que des troubles laryngiens: raucité vocale, oppression et cornage de temps en temps. D'autre part la déglutition n'était pas douloureuse. Ainsi l'extrémité supérieure de l'oesophage peut être atteinte de tumeur maligne sans qu'aucun ganglion se montre aux côtés du cou. Cette absence d'adénopathies n'est donc pas seulement le propre des cancers endolaryngés.

---

1) K r i s h a b e r. „Gazette hebdomadaire". T. XVI. 1879.

Mr. P é a n a rencontré les mêmes particularités dans le cas de laryngo-oesophagectomie publié par la „Gazette des hôpitaux“ [1].

La partie de l'oesophage attenante au larynx était envahie par la tumeur maligne, au point qu'il était impossible, au cours de l'opération, de dire par lequel des deux organes l'affection avait débuté et pourtant ont n'avait noté aucun trouble fonctionnel du côté de l'oesophage.

Il importe surtout, à la suite des laryngectomies, de préserver le champ opératoire de la salive plus ou moins septique qui s'écoule de l'incision supérieure transpharyngienne. Tous les procédés possibles d'occlusion sont à chercher et s'il y a absolue impossibilité, les pulvérisations d'huile mentholée, stérilisée (20%) peuvent rendre service. En somme l'extirpation du larynx, quoique délicate, n'est pas très difficile. „Elle a, dit le Prof. T e r r i e r, des indications précises qu'on me paraît trop négliger“.

Je n'ai pas voulu faire dans cette communication un parallèle entre la laryngotomie et la laryngectomie. D'autres l'ont fait déjà et les diverses statistiques ont montré que, les circonstances étant comparables, la première est moins grave que la deuxième. Il est donc prudent, sauf contre-indications, d'ouvrir d'abord la cavité laryngienne par thyrotomie pour se rendre bien compte de l'étendue du mal et se borner à un simple curettage ou à une laryngectomie partielle si c'est possible.

Les laryngotomies et laryngectomies que j'ai pu pratiquer personnellement ou voir pratiquer m'ont fait remarquer le danger spécial de la narcose en cas de tumeur maligne. Plus que d'autres ces malades semblent exposés à la syncope initiale.

M e n d e l [2] a réuni 37 observations d'extirpations larges portant sur la partie supérieure de l'oesophage et sur le larynx. 23 fois la mort a suivi l'opération, déterminée le plus souvent (10 fois) par la pneumonie qui survient entre le 3-me et 4-me jour. C'est qu'il est difficile d'éviter l'infection de la trachée. On y parvient pourtant.

Ces vastes délubrements se réparent mieux qu'on ne croirait; à signaler notamment l'élévation ultérieure des orifices anormaux de la trachée et de l'oesophage. La brèche opératoire peut finir par se combler.

S c h m i e g e l o w (de Copenhague), dans le travail que j'ai signalé, montre bien l'amélioration des statistiques pour les laryngectomies. Réunissant 56 cas d'extirpation totale publiés par divers chirurgiens il arrive au chiffre de 21,8% pour la mortalité. Ce progrès est attribuable à la technique meilleure, aux canules-tampons aseptiques et à la préservation de la trachée, de même qu'aux diagnostics plus précoses.

---

[1] P é a n. „Gazette des hôpitaux“. 31 Janvier 1895.
[2] M e n d e l. „Gazette des hôpitaux“. 3 Janvier 1895. p. 127.

Malformations et déformations faciales.

La pratique des maladies des fosses nasales et du pharynx nous met assez souvent en présence de sujets qui offrent dans leur massif facial une altération des formes anatomiques types, congénitale ou acquise, partielle ou totale.

Ce sont surtout les enfants adénoïdiens qui nous montrent ces faces atypiques assez caractéristiques. Pourtant un bon nombre d'entre eux ont le rhino-pharynx rempli de végétations adénoïdes sans avoir subi la moindre déformation dans leur massif facial. Inversement des sujets jeunes ont le faciès caractéristique (bouche constamment entr'ouverte, maxillaire supérieur atrophié, ataxie dentaire, voûte palatine ogivale), sans que le petit miroir ou l'index explorateur fassent constater l'existence d'adénoïdes dans le Cavum.

Ces deux constatations m'ont fait me demander si les adénoïdes étaient bien la cause réelle du faciès dit adénoïdien ou si ce dernier ne serait pas, comme elle, l'effet d'une cause commune plus générale d'ordre évolutif. Je suis parti de cette idée pour examiner dans leurs causes et leur traitement les altérations de forme, congénitales ou acquises (malformations ou déformations), qui frappent le massif facial.

Je dois d'abord rappeler les principales déviations de l'orthomorphie faciale. Les malformations, d'origine congénitale, sont le bec de lièvre, la division de la voûte palatine ou gueule de loup, la brièveté de cette voûte dans le sens antéro-postérieur [1].

D'autres altérations sont un effet d'hérédité: telles les hypertrophies des maxillaires qui caractérisent les races inférieures de l'Afrique et de l'Australie (prognathisme), telles les hypertrophies de maxillaire inférieur si bien accusées dans maints portraits de Vélasquez ou les atrophies particulières à la race anglo-saxonne.

Les déformations se montrent au cours de la vie. Elles intéressent tout particulièrement notre spécialité, puisqu'elles atteignent surtout le nez, à l'extérieur ou à l'intérieur. Les déformations extérieures comprennent les nez déviés, les nez busqués ou ensellés, les nez en lorgnette de la syphilis acquise ou de l'hérédo-syphilis, les altérations diverses résultant des traumatismes.

Au dedans, ce sont presque exclusivement les déformations du septum, déviations d'ensemble, ou simples éperons qui sollicitent notre attention; d'autant plus qu'elles ne gênent pas seulement la respiration

---

[1] L e r m o y e z. „Annales des Maladies de l'Oreille et du Larynx", Mars 1892.—
C a s t e x. Ibid. 1893. p. 415. — E g g e r. Ibid. 1896. p. 365.

nasale, mais qu'elles contribuent à compromettre la forme naturelle de l'appendice nasal.

Les divers écarts de l'orthomorphie faciale trouvent plus ou moins leur explication dans l'histoire du développement qu'il n'est pas inutile de rappeler au début de cette étude.

Développement de la face.—A l'origine embryonnaire, la portion antérieure du tube médullaire forme trois élargissements qui sont: 1⁰ la vésicule cérébrale antérieure, 2⁰ la vésicule cérébrale moyenne, 3⁰ la vésicule cérébrale postérieure.

Lorsque se produit la différenciation de l'extrémité céphalique, la vésicule cérébrale antérieure s'accroît beaucoup, fait une forte saillie et les trois vésicules s'infléchissent les unes sur les autres, la première se rapprochant de l'extrêmité caudale de l'embryon.

Ultérieurement la longueur de l'encéphale embryonnaire s'accroît encore, surtout du côté dorsal, mais comme le crâne primordial ne s'accroît pas dans les mêmes proportions, l'encéphale doit encore subir une série de flexions qui sont, en procédant d'avant en arrière: 1⁰ la courbure apicale à sinus intérieur, 2⁰ la courbure frontique ouverte vers l'extérieur, 3⁰ la courbure nuchale qui regarde en dedans comme la première.

Or ces courbures sont d'autant plus accentuées que l'être est plus élevé dans la série animale.

Il faut aussi considérer que des trois vesicules la première se développe le plus. Deux replis transversaux (droit et gauche) y apparaissent qui la dévisent en cerveau antérieur proprement dit et en cerveau intermédiaire ou thalamencéphale. Le premier forme bientôt deux vésicules qui seront les hémisphères cérébraux. Ces deux vésicules grossissent beaucoup dépassant le cerveau intermédiaire en avant, au dessus et en arrière. Dans ce même temps, les seconde et troisième vésicules se développent peu.

Le nez se développe par l'ectoderme, qui s'épaissit en bourgeon fronto-nasal médian et bourgeons nasaux externes et internes. A un moment, l'appareil olfactif formé par leur réunion, forme un canal unique à deux orifices, superficiel et profond et communiquant largement avec la bouche.

Il en est ainsi chez les batraciens; mais chez les animaux supérieurs une cloison descend du bourgeon fronto-nasal, tandis que deux lames palatines, partant du bord interne de l'arc maxillaire, viennent l'une à l'autre pour séparer nez et bouche.

Au début, l'orifice antérieur du nez est à fleur de tête, mais bientôt l'auvent nasal apparaît par le devéloppement des bourgeons nasaux externes et de la partie médiane du bourgeon central.

D'après Hochstetter et Keibel ces prolongements nasaux ne seraient pas des formations individualisées, mais de simples ondulations de la surface du visage dont les parties déprimées seraient remplies d'épithélium déchu.

Malformations. — Mon but est surtout d'examiner les causes, puis le traitement de ces malformations et déformations, pour en prévenir si possible le devéloppement et pour en réparer les nuisibles effets.

Du bec de lièvre et de la gueule de loup je n'ai rien à dire qui ne soit très bien exposé dans tout nos traités classiques.

Sur l'origine des brièvetés palatines on peut encore discuter; mais, en tous cas, c'est l'hérédité qui doit être invoquée comme cause.

Bien souvent cette malformation coëxiste ou alterne dans la même famille avec d'autres assez analogues portant sur le palais: fissures palatines, bec de lièvre. Trélat [1] a rapporté le cas d'un malade atteint de brièveté palatine dont les deux filles présentaient une perforation congénitale du voile.

Pour expliquer la pathogénie de la malformation, deux théories sont en présence: 1° la première, soutenue par Passavant, Wolff, Trélat, admét que le sujet avait au moment de la naissance une fissure palatine qui s'est fermée, peu après, mais seulement par des parties molles. Ce serait en somme une malformation congénitale spontanément mais incomplètement guérie. Nombre de faits militent en faveur de cette hypothèse. 2° L'autre théorie, proposée par Kayser, soutient qu'il n'y a pas arrêt du développement palatin normal, mais constitution vicieuse d'emblée et définitive de cette partie de la face, au moment de la formation intra-utérine.

Si on se reporte à ce que nous avons consigné plus haut sur le développement de la face, on verra que, pour expliquer le vice de développement, on ne peut qu'admettre une insuffisance antéro-postérieure des deux lames palatines qui partent du bord interne de l'arc maxillaire et s'avancent l'une vers l'autre pour séparer les cavités buccale et nasales.

Le traitement à opposer à cette malformation spéciale consiste dans l'entrainement orthophonique dont les résultats sont parfois excellents.

Le port d'un appareil prothétique est moins recommandable, car il gêne beaucoup les malades qui aiment autant nasiller. Restent les interventions chirurgicales. Elles ont été pratiquées principalement par Passavant [2].

Tantôt, si le pharynx est étroit, il avive la partie haute des piliers postérieurs et les suture entr'eux. Dans trois opérations de ce genre, il n'a obtenu que de l'amélioration. Sur un autre sujet, il pratique la staphylo-pharyngorrhaphie (incision transversale du voile en son milieu, avivement de la face postérieure du lambeau inférieur, avivement d'une portion de la paroi postérieure du pharynx et suture des parties cruentées). Cette intervention a pu rendre la voix presque normale.

Dans un troisième cas, il se contenta de renverser en arrière la totalité du voile et de la suturer au pharynx.

Ces opérations ne donnent en somme que de médiocres résultats. Elles ont l'inconvénient de transformer en rhinolalie fermée, la rhinolalie ouverte. Aussi Julius Paul (de Breslau) [3] conseille-t-il de rendre simplement la voix plus ample par des incisions latérales.

---

[1] Trélat. „Bulletin de la Société de Chirurgie". 1869. 2-e Série, t. X, p. 402.
[2] Passavant. „Arch. f. klin. Chirurgie". Bd. VI. Heft II, 333.
[3] J. Paul. „Arch. f. klin. Chir." Bd. VII, 199.

Dans un cas qui a été suffisamment amélioré par l'orthophonie, je me proposais en cas d'échec de pratiquer une perte de substance losangique transversale sur le milieu du voile pour suturer ensuite selon le sens antéro-postérieur. Je comptais aussi prendre de la largeur pour faire de la longueur et permettre au bord postérieur du voile de venir au contact du pharynx.

Les maxillaires supérieurs et inférieurs peuvent présenter ensemble ou séparément une exagération ou un amoindrissement de leurs dimensions.

Leur hypertrophie simultanée constitue le prognathisme (πρό en avant, γνάθος machoire) des brachycéphales. Il n'y a là qu'un caractère éthnique devant lequel la thérapeutique n'a qu'à s'abstenir.

Leur atrophie est plus souvent d'ordre pathologique. Celle du maxillaire supérieur ne se rencontre que chez les adénoïdiens et les ozéneux. Pour les premiers on peut admettre que, l'air ne traversant plus aisément les fosses nasales, leur maxillaire s'amoindrit comme tout organe qui ne fonctionne pas, comme l'orbite qui ne sert plus à contenir le globe oculaire.

Chez l'ozéneux, l'atrophie osseuse dépend de ce processus, mystérieux encore et non observé dans les autres parties du corps qui ratatine parties molles et squelette dans les cavités nasales.

Il faut remarquer cependant que certains maxillaires supérieurs atrophiés sont sans rapports avec les végétations adénoïdes ou avec l'ozène. Souvent alors on peut invoquer l'hérédo-syphilis, comme on peut fortement la rendre responsable de certaines atrophies du maxillaire inférieur ou des asymétries faciales.

Contre ces altérations nous n'avons d'autres ressources que la thérapeutique étiologique, encore sont-elles bien peu efficaces.

Les travaux du professeur Fournier, ceux du professeur Lannelongue et du docteur Ménard nous ont fait connaitre ces diverses malformations faciales de l'hérédo-syphilis ou de l'évolution vicieuse.

Le nez, plus que toute autre partie de la face, est passible de déformations, qu'il s'agisse de sa configuration extérieure ou de ses dispositions intérieures.

Déformations extérieures.—Les traumatismes altèrent la forme du nez, suivant un type assez uniforme. Le plus souvent la racine est épaissie par la lésion des os propres, et le cartilage quadrangulaire s'affaissant plus ou moins, une encoche se dessine sur le galbe du nez dans la moitié inférieure.

L'affaissement est encore plus marqué sur le nez syphilitique que le professeur Fournier a désigné „nez en lorgnette", et cependant, à ne considérer que la forme, il n'est pas toujours facile d'affirmer si l'altération est d'origine traumatique ou syphilitique. Deux fois je me suis trouvé gêné pour se diagnostic.

Il s'agissait de deux hommes qui avaient „nez en lorgnette" et désignaient une chute comme cause première de leur difformité. Le fait était exact, mais il n'était pas moins exact que ces deux hommes avaient eu la syphilis quelques années avant. La traumation avait donné le signal de l'effondrement du nez, mais la syphilis imprimait son cachet à la déformation.

Parmi les perforations de la cloison, les unes (septiques simples par l'introduction des ongles, lupiques, toxiques par la manipulation des chromates) ne déforment pas l'extérieur du nez et restent méconnues. Mais, dans la syphilis, la perte de substance est si considérable, la retraction des cicatrices si obstruée que la pointe du nez rentre dans sa portion moyenne (nez en lorgnette).

C'est encore par le d é j e t t e m e n t latéral de l'auvent nasal que se caractérise la déformation. J'ai souvent été consulté par des parents surpris de voir leur enfant, qui, jusqu'à l'âge de 8 ou 10 ans, avait bien eu le nez au milieu du visage, montrer une inflexion progressive qui portait vers une des joues la pointe du nez, en même temps que leur voix devenait nasonnée. Le cas est spécialement regrettable, s'il s'agit d'une jeune fille. Ce déjettement du reste se montre à divers degrés, depuis une déviation presque imperceptible de la pointe jusqu'au nez tordu fortement qui montre une saillie de la cloison, à travers la narine, du côté convexe.

Bien souvent aussi j'ai cherché la cause de ces déjettements qui contrariaient vivement les parents et je n'ai pu la trouver que dans l'inflexion du septum. De verticale qu'elle était, la cloison devient coudée, la crête du nez est entrainée dans le mouvent et la pointe ce trouve soutenue du côté de la convexité. Si bien qu'en voyant une déviation nasale extérieure on peut soupçonner une déviation de la cloison. Si même la pointe oblique à droite, on pourra penser que la déviation septale bombe dans la fosse nasale gauche et vice versâ.

Que faire en pareil cas? Je ne vois pas d'autre moyen que de faire sauter toute la portion infléchie de la cloison, pour permettre à ses portions haute et basse de se rejoindre sans déjettement de la partie restante du septum.

La pathogénie de ces inflexions s'explique bien par l'étude du développement de la cloison. Il est fort bien exposé dans la thèse inaugurale de S a r r e m o n e [1]).

La cloison procède de la partie médiane du bourgeon frontal, tandis que la voûte palatine est formée par les bourgeons maxillaires supérieurs dont deux prolongements horizontaux marchent l'un vers l'autre et se soudent d'avant en arrière. Qu'un arrêt du développement intervienne, la voûte restera courte, d'avant en arrière, et la brièveté palatine, dont nous avons parlé déjà, sera constituée. Qu'on examine des coupes transversales de la cloison chez le foetus, ainsi que l'a fait C h a t e l l i e r [2]), on y reconnaîtra trois points faibles: un premier à la rencontre à la lame perpendiculaire d'ethmoïde avec la base du crâne, une deuxième à l'articulation ethmoïdo-vomérienne très lâche chez l'enfant, le troisième à la rencontre des deux apophyses palatines avec le bord inférieur du vomer.

Des six points d'ossification du maxillaire supérieur, trois seulement nous intéressent ici: le point-palatin pour la voûte, le point in-

---

[1]) M. S a r r e m o n e, Des malformations de la cloison du nez. Thèse de Paris. 1894.

[2]) C h a t e l l i e r, Déviations non traumatiques de la cloison des fosses nasales. „Archives internationales de Laryngologie". 1892.

cisif pour le quart antérieur de la suture inter-maxillaire, enfin le point sous-vomérien étudié par R a m b a u d, R e n a u l t, P o t i q u e t pour l'os sous vomérien qui vient s'interposer comme un coin entre les lames palatine et incisive, au dessous de l'angle antéro-inférieur du vomer.

A signaler aussi l'os inter-maxillaire étudié par H a m y (1868) et par A l b r e c h t. Ces divers centres d'ossification, exagérant leur développement, pourront gêner la libre extension du septum et le contraindre à s'infléchir.

D'ailleurs, à la naissance, le crâne est bien plus avancé que la face dans son développement. Il en résulte que la partie haute du septum est bien mieux formée que sa partie inférieure. A partir de ce moment le maxillaire supérieur, le sphénoïde, les os propres du nez se développent activement. Alors la cloison cartilagineuse subit une première poussée de haut en bas et une deuxième d'arrière en avant; prise dans un cadre résistant et trop étroit force lui est de s'infléchir. C'est à 12 ans, d'après les recherches d'E s c a t [1]), que les diverses parties du nez ont acquis leurs rapports réciproques définitifs. Les malformations septales ne seraient donc pas possibles au delà de cet âge.

Quand le maxillaire supérieur se développe mal, pour une raison ou pour une autre, la cloison est arrêtée dans son extension. Pareille déformation ne risque pas de se produire chez les nègres, les peaux-rouges qui ont une mâchoire supérieure bien établie. Chez eux les dents se rangent bien à l'aise et avec régularité, les dents de sagesse sont sans ces accidents assez communs dans la race caucasique. Il est aussi d'observation que dans ces races la cloison ne dévie pas.

L'anatomie comparée vient à l'appui de cette théorie, car chez les animaux on ne rencontre jamais, comme chez l'homme, cet inflexion par affaissement de la cloison. Je m'en suis rendu compte dans des recherches que j'ai faites aux Galeries du Muséum sous l'obligeante direction de Messieurs F i l h o l (de l'Institut) et G e r v a i s, assistants.

Chez tous les singes la cloison est bien verticale dans toute son étendue, qu'on la regarde par devant ou par son bord postérieur; or, chez eux, le frontal est déprimé, contrastant avec les orbites saillants. Même remarque pour les divers squelettes, grands et petits, qu'on voit si nombreux dans ces Galeries.

Chez les cétacés (cachalot), on remarque qu'une des fosses nasales s'atrophie, au profit de l'autre. Aussi la partie postérieure de la cloison s'incline vers la choane persistante, tandis que seul l'évent correspondant reste perméable [2]); mais il n'y a là rien qui soit comparable aux affaissements du septum chez l'homme.

Comme anomalies, on y voit encore des museaux de veaux ou d'agneaux déjetés de côté ou d'autre notamment sur un monstre double déradelphe [3]).

---

[1]) E s c a t, Evolution et transformation anatomique de la cavité naso-pharyn-gienne. Th. de Paris. 1894.

[2]) Pièce 1886. № 602.

[3]) Pièces A. 1135, 8763, 113.

Sur une tête de cheval [1]) les os incisifs non soudés entre eux laissent un vide où passe un maxillaire inférieur proéminent et recourbé.

Sur des carpes, des veaux on peut noter le non-développement de la face.

En tout cas, on ne voit pas les affaissements de la cloison que j'étais allé chercher spécialement.

La persistance du cartilage de Jacobson ou des os sous-vomériens est une cause possible d'inflexions septales dans le sens vertical.

Walscham [2]) explique les inflexions dans le sens antéro-postérieur par un développment exagéré du corps du sphénoïde qui presse sur la partie postérieure de la cloison.

Le rôle du traumatisme est difficile à déterminer, parce que les sujets ne peuvent pas nous renseigner exactement. Combien, de bonne foi, envoquent une chute quand ils étaient en nourrice, alors qu'ils n'ont réellement subi aucun traumatisme. Si les déviations du septum, dépendaient du traumatisme, il n'y aurait pas de raison, remarque justement le professeur Moritz Schmidt, pour qu'elles ne fussent pas fréquentes chez le nègre, ce qui n'est pas.

Les lésions endo-nasales attribuables aux violences extérieures sont:

1°. Les luxations chondro-vomériennes (Jarjavay, Mollière). Pour Mollière tel serait l'effet habituel des violences extérieures, quand on dit vulgairement que le nez est cassé. Alors le cartilage glisse sur un des côtés de la cloison osseuse d'où l'affaissement du galbe nasal entre les os propres et le point du nez.

Mon collègue Moure admet la fréquence de cette luxation du bord inférieur du cartilage de la cloison chez les enfants en bas âge, sous l'influence des accidents fréquents qu'ils subissent. A l'appui de son opinion, il fait remarquer que le cartilage est faiblement enchassé dans le bord antérieur du vomer, puisque sur le cadavre on peut aisément l'en déloger par une pression sur un des côtés du nez [3]).

2°. Les fractures du cartilage. En ce cas la cloison montre une saillie assez aiguë dans une des fosses nasales qui correspond à une dépression dans la fosse opposée. La lésion peut se compliquer d'une périchondrite ou de l'hématone en bissac (Casabianca) qui épaississent la plicature.

3°. L'arthrite ethmoïdo-vomérienne par transmission d'un choc (Mauclaire) [4]).

Quel que soit le degré de l'inflexion, le bord postérieur de la cloison résiste. La rhinoscopie postérieure m'a toujours montré le vomer très en rectitude avec les choanes. On peut l'expliquer par l'ossification relativement précoce de cette partie de la cloison; puis encore par cette rotation normale d'évolution démontrée par Potiquet, qui se fait autour du sphénoïde pris comme centre et qui enserre d'autant plus la cloison qu'il s'agit de ses parties les plus antérieures.

---

[1]) Pièce A. 8767.

[2]) Walscham et Woakes. „Association médicale britannique". Août 1890.

[3]) Moure, Pathogénie et traitement des déviations de la cloison du nez chez les jeunes enfants. (Congrés de la Nouvelle Orléans. 1896.)

[4]) Mauclaire, Considérations anatomiques et pathologiques sur la cloison des fosses nasales, aux divers âges. Soc. anat. 1892.

Une des statistiques les plus importantes sur les déviations septales est celle de M a c k e n z i e et T a y l o r sur les crânes du Muséum du Collège Royal des Chirurgiens à Londres. Elle porte sur 2150 têtes. 77 fois sur 100, il y avait déviation: 835 fois, à gauche; 609 fois, à droite; 205 fois en S itatique; 15, en zigzag.

Les statistiques moins importantes de S a p p e y, Z u c k e r k a n d l concordent. La proportion des déviations y est moins grande, 38%.

D'ailleurs la race européenne y est plus exposée que tout autre, ce qui tient à l'orthognatisme. S i m a n o v s k y à fait des recherches sur la population de St.-Pétersbourg: Sur 974 malades, 49 seulement avaient la cloison droite: 1 sur 20 environ.

Elles sont à peu près aussi fréquentes à droite qu'à gauche, un peu plus chez la femme que chez l'homme. Se manifestant chez l'enfant, elles deviennent de plus en plus gênantes, à cause de l'épaississement de la muqueuse et de la périchondrite qui les complique consécutivement.

Ces déviations de la cloison sont reconnues, soit par l'entourage du malade qui rémarque le déjettement de la pointe du nez ou le timbre nasonné de la voix, soit plus souvent par le malade lui-même qui éprouve une obstruction très gênante d'une fosse nasale. A voir le peu de saillie que forment certaines inflexions dans l'un des côtés du nez on pourrait mettre en doute la gêne ressentie. Elle est cependant bien réelle. J'ai vu des étudiants, des artistes réclamer avec insistance la résection de leur éperon intra-nasal; ceux-là parce que l'étude leur procurait des douleurs de tête, après dix ou quinze minutes de travail; ceux-ci parce que leur voix devenait nasillarde et n'avait pas d'endurance. J'ai appris de la mère d'un de mes petits clients qui observait très attentivement son fils, le signe suivant: quand le sujet respire fortement par le nez, l'aile du côté libre se soulève seule dans l'expiration; l'autre reste inerte. C'est un moyen de reconnaître le côté de l'obstruction avant de recourir au spéculum. Le bruit plus ou moins rude du courant d'air intra-nasal indique aussi le degré de perméabilité.

Le simple palper de l'appendice nasal permet d'apprécier une saillie dure sous l'une des ailes du nez, celle qui est opposée à la déviation de la pointe. Le spéculum nasal doit être mis avec précaution, pour ne pas heurter douloureusement l'inflexion saillante. Une fois en place, il permet de constater une saillie plus ou moins acuminée, sise le plus souvent à la partie antéro-inférieure de la cloison, dure, venant presqu'au contact du cornet inférieur qui parfois est comprimé par elle. Cette exubérance ostéo-cartilagineuse se voit parfois sur le plancher de la fosse nasale. Dans la fosse opposée on voit une dépression que s'enfonce dans la saillie en question.

La rhinite hypertrophique complique assez souvent le dysmorphisme du septum.

Certaines malformations consistent seulement en un prolapsus de la partie inférieure de la cloison dans d'orifice narinaire inférieur; elles ne sont pas même gênantes.

Contre ces déviations de la cloison, il y a deux indications à remplir: rétablir la perméabilité nasale et replacer le nez dans l'axe médian du visage.

La première se réalise assez facilement. Pour ma part, parmi les divers moyens proposés (électrolyse, fraises mues par le tour des dentistes, scies de Bosworth, bistouri, etc.), je donne la préférence au ciseau et au maillet.

Le malade étant chloroformisé, afin de pouvoir agir aussi complètement et aussi longuement qu'il sera nécessaire, je pousse et j'entasse, jusqu'en arrière de l'éperon, une mèche de gaze iodoformée dont le bout pend par la narine. Cet entassement prévient en partie l'écoulement de sang dans le pharynx. L'aile du nez est fortement relevée par un écarteur de Farabeuf. Avec un ciseau droit et étroit j'entre dans le milieu de la saillie et le maillet le fait cheminer d'avant en arrière. Quand j'ai bien la sensation d'avoir dépassé toute la saillie, je retire la mèche de gaze et je saisis la partie détachée avec une pince-gouge coudée, entraînant ce qui dépasse. Mon index ou mon petit doigt, selon l'ampleur de la fosse nasale, explore jusqu'à la choane appréciant si la voie est réellement libre. Puis, pour le pansement, je bourre à la gaze iodoformée. Je me contente d'enlever la moitié ou les deux tiers de la saillie pour réduire au minimum la perforation presque inévitable de la cloison. J'ai remarqué, en effet, que, si cette perforation était un peu étendue, le gable du nez s'affaissait un peu.

Contre les petites déviations qui font saillie à la partie interne de la narine, un ou deux coups de pince-gouge suffisent. En ce cas on peut opérer seulement avec une injection sous-cutanée de cocaïne.

La deuxième indication : ramener le nez dans l'axe est plus embarassante. Peut-être, par l'ablation complète d'une portion de la cloison, étendue d'avant en arrière, permettrait-on aux parties supérieure et inférieure restantes de se rejoindre sans déviation. Pour réaliser cette opération, on pourrait recourir à la rhinotomie transversale inférieure, procédé spécial que j'ai étudié et proposé [1]). Encore craindrais-je un affaissement de l'arrête du nez, déformation non moims désagréable. Mon collègue Moure exprime la même crainte dans le travail cité plus haut. Jusqu'ici, je me suis contenté, après avoir réséqué l'inflexion intra-nasale, de faire porter pendant la nuit un appareil redresseur qui refoule la pointe du nez. Le résultat est médiocre.

---

[1]) Castex, Rhinotomie transversale inférieure. Congrès français de Chirurgie. 1896.

9 782014 436327